ÉTUDE

SUR

un Ancien et un Nouveau Traitement

DE

LA SYPHILIS

PAR

Le Dr THUILLIER
DE L'UNIVERSITÉ DE PARIS

PARIS
VIGOT FRÈRES, ÉDITEURS
23, PLACE DE L'ÉCOLE-DE-MÉDECINE, 23

1901

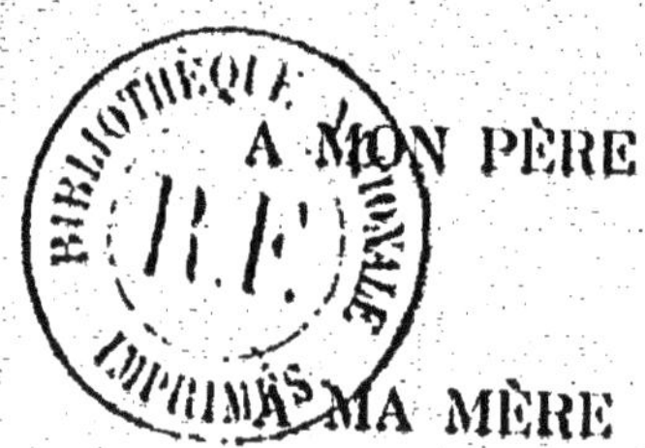

A MON PÈRE

A MA MÈRE

A MA FAMILLE

A MES AMIS

A MES MAITRES DANS LES HOPITAUX

A MON PRÉSIDENT DE THÈSE

MONSIEUR LE PROFESSEUR POUCHET

Professeur de pharmacologie et matière médicale à la Faculté de médecine de Paris
Membre de l'Académie de médecine
Chevalier de la Légion d'honneur

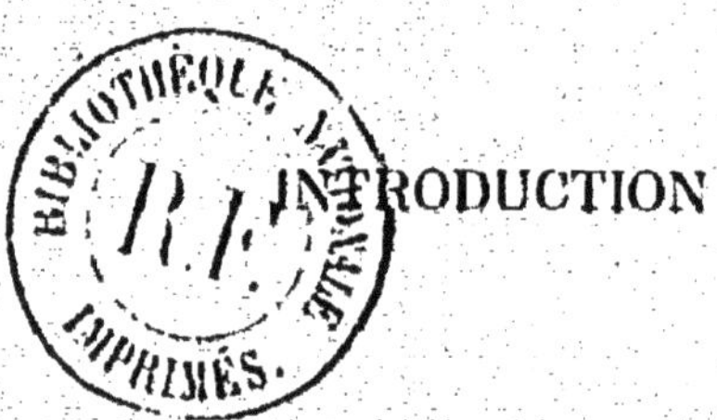

INTRODUCTION

Depuis quelques années le nombre des médicaments employés en thérapeutique tend à s'accroître dans des proportions considérables. Ils sont quelquefois les résultats d'une idée théorique qui, par suite des progrès de la chimie actuelle, a pu être mise à exécution, mais dans bien d'autres cas aussi, ils ne sont que la réédition plus ou moins habilement dissimulée de produits pharmaceutiques anciens injustement tombés dans l'oubli, et qu'une méthode élégante de préparation ou une présentation habile fait accepter sous un nouveau nom.

Tel est le cas pour le mercuriol qui n'est que la réédition de deux vieilles préparations de notre ancienne pharmacopée, l'Ethiops magnésien et l'Ethiops calcaire dont on ne trouve que la trace dans les auteurs anciens et dont l'usage thérapeutique s'est complètement perdu.

Nous tâcherons dans ce travail de réhabiliter ces préparations en les faisant connaître, et tout en rep dant justice aux expérimentateurs qui ont appliqué le mercuriol à la méthode suédoise du sachet nous exprimerons le désir de voir ces Ethiops sinon supplanter, du moins être mis sur un pied d'égalité avec le mercuriol dans le traitement de la syphilis.

Arrivé au terme de nos études médicales, nous voulons remplir un devoir qui nous tient à cœur et dont nous nous acquittons avec le plus grand plaisir : nous tenons à exprimer à ceux qui furent nos maîtres dans les hôpitaux nos sentiments de profonde reconnaissance.

Nous remercierons donc, tout d'abord, MM. les docteurs Cornil et Duplay, professeurs de la Faculté, auprès desquels nous avons appris les bases de la médecine et de la chirurgie.

En 1900, nous avons eu l'honneur de suivre, en qualité de stagiaire, le service de M. le professeur Marfan.

Durant les quelques mois que nous y avons passés, nous avons beaucoup appris dans la science si délicate de la médecine infantile, qu'il enseigne au point de vue clinique d'une façon si magistrale à l'hôpital des Enfants-Malades. Qu'il veuille bien nous permettre de lui exprimer nos respectueux sentiments pour les connaissances si utiles que nous lui devons.

Enfin, cette année, nous avons été assez heureux pour accomplir notre stage d'accouchements dans le service de M. le professeur Budin, auquel nous devons tout ce que nous savons en obstétrique. Que notre maître veuille bien accepter l'expression de notre très grande gratitude.

Nous ne saurions oublier M. le docteur Jacquet, médecin des hôpitaux, ainsi que nos premiers maîtres de Poitiers, MM. les docteurs Delaunay et Malapert, qui se sont toujours montrés pleins de sollicitude à notre égard.

Que M. le professeur Pouchet qui a bien voulu accepter la présidence de notre thèse, reçoive l'expression de nos remerciements pour l'honneur qu'il nous fait.

CHAPITRE PREMIER

La médication mercurielle consacrée par les résultats d'une pratique de trois siècles, est actuellement la seule méthode employée pour combattre la syphilis ; et de même que les questions qui se rattachent au principe même de son emploi, ont conservé encore aujourd'hui tout leur intérêt et toute leur importance, de même aussi les modes si nombreux et si divers de l'administration du mercure qu'elle met en œuvre, sont encore l'objet de discussions de la part des différentes écoles syphiliographiques ; aussi voit-on apparaître chaque jour de nouvelles préparations destinées à combattre cette affection.

En raison de la multiplicité des préparations mercurielles, cette médication emploie quatre voies principales pour faire pénétrer le mercure dans l'économie : la voie gastrique, la voie sous-cutanée, la peau et la voie pulmonaire.

Les inconvénients de l'introduction du mercure par chacune de ces voies les ont fait tour à tour rejeter par les praticiens auxquels leurs maîtres les avaient enseignées.

Tour à tour on employa les frictions, les fumigations, la voie gastrique, la voie hypodermique. La voie gastrique est encore à l'heure actuelle la plus employée et si elle est la plus commode et la plus simple pour le médecin et pour le malade, elle ne répond pourtant pas toujours à tous les besoins et à tous les cas. L'intégrité de l'estomac n'est pas toujours respectée; il se produit de l'intolérance, l'absorption est plus ou moins complète ; enfin ce mode d'administration ne permet pas dans bien des cas de juguler les accidents graves par une imprégnation mercurielle rapide de l'organisme.

Aussi dans ces dernières années la méthode hypodermique qui avait donné de sérieux résultats avec les alcaloïdes fut-elle employée avec engouement. On se heurta alors à côté de grands succès thérapeutiques à des inconvénients d'un autre ordre.

Le malade fut trop sous la dépendance du médecin obligé de pratiquer lui-même ces injections. Ces piqûres étaient elles-mêmes douloureuses, les conditions de l'absorption n'étaient guère plus certaines que par la voie stomacale par suite de l'inflammation des tissus amenant souvent l'enkystement de la substance injectée et les accidents d'intolérance n'étaient pas toujours évités. Aussi cette méthode est-elle restée plutôt dans la pratique hospitalière que dans la pratique journalière, et le médecin ne l'emploie-t-il que dans des cas déterminés.

Le traitement ancien par les fumigations, après avoir été remis en faveur il y a quelques années, n'a pas résisté à l'épreuve du temps. On lui a reproché surtout les stomatites intenses qu'elles produisaient, les difficultés de leur emploi forcément restreint à la pratique hospitalière, et surtout l'impossibilité de régler et même de se rendre compte de l'absorption des vapeurs mercurielles.

Les frictions constituent un traitement actif, puissant comme effet thérapeutique et réalisant souvent des résultats impossibles à obtenir par d'autres méthodes. Elles laissent indemnes les voies digestives et permettent d'ingérer sans surcharge d' utres remèdes nécessaires. Malheureusement, c'est une méthode sale, répugnante, fastidieuse et compromettante. De plus, à la suite de ces frictions répétées, il se produit des dermites, soit disséminées, soit même généralisées, dont l'eczéma mercuriel est malheureusement le type trop fréquent.

Aussi, chaque méthode a-t-elle ses partisans et ses détracteurs, et les novateurs sont-ils toujours à la recherche soit d'une nouvelle méthode d'administration, soit d'une nouvelle préparation réunissant les desiderata des diverses méthodes.

Dans ces dernières années, l'école suédoise, avec Welander, Kaposi, Ahman, etc., a préconisé une méthode participant à la fois de la méthode des fumigations et de celle des frictions, en substituant aux frictions le port d'un sachet suspendu au cou du malade et appliqué soit sur sa poitrine, soit sur son dos. Ce sachet fut primitivement enduit à son intérieur d'onguent mercuriel ; puis, dans la suite, de différentes substances à base de mercure. Le résultat de ces essais fut satisfaisant et se traduisit par l'apparition d'une nouvelle préparation mercurielle, à laquelle M. Blomquist donna le nom de *Mercuriol*, et qui n'est autre qu'un amalgame de magnésium et d'aluminium mélangé à de la craie.

Ce mode de procéder serait tout aussi efficace que les frictions, et il a sur elles l'avantage de la propreté et de la commodité. Dans ces amalgames, le mercure est à l'état de combinaison lâche, il est donc facilement mis en liberté sous forme de particules aussi ténues que possible, sa volatilisation peut se faire sur une très grande étendue et l'absorption par les voies respiratoires se fait, dans ces circonstances, dans des conditions favorables.

CHAPITRE II

Le mercuriol est une poudre grise, assez légère, formée par des amalgames d'aluminum et de magnésium que l'on mélange par un triturage mécanique avec une substance indifférente telle que la craie.

Il contient environ 40 p. 100 de mercure métallique qui, par l'action de l'eau, de l'air et de l'humidité se décompose très facilement en ses éléments. Par suite de cette décomposition, il se forme des oxydes d'aluminium et de magnésium, et le mercure mis en liberté se dépose en minimes globules entre les particules des oxydes alcalino-terreux.

La méthode d'obtention de ce produit est basée sur ce fait récemment découvert que les amalgames des métaux alcalino-terreux, lithium, aluminium, magnésium, peuvent être divisés très finement dans certaines circonstances par trituration avec un corps indifférent, qu'il soit sous forme de poudre ou de consistance pâteuse. Les amalgames de ces métaux mettent facilement leur mercure en liberté, parce que les métaux amalgamés, en présence de vapeurs d'eau et d'air, ont une grande tendance à former des oxydes ou des hydrates d'oxydes.

M. Blomquist fit ses premières recherches à la demande du professeur Welander qui désirait une modification du *mercure avec craie* de la pharmacopée suédoise. Il essaya d'abord de fabriquer des préparations mercurielles avec la poudre métallique obtenue par réduction d'un sel mercurique, le chlorure ou le cyanure, incorporée dans une substance inerte. Dans les manipulations de ces préparations, il retrouvait toujours des granulations de mercure; d'autre part, ces méthodes de réduction étaient trop longues et trop coûteuses pour être pratiques.

Il essaya alors les amalgames des métaux lourds et notamment ceux de zinc, d'étain, de cadmium. Ces amalgames se montrèrent inutilisables; le mercure était trop intimement lié avec le métal pour pouvoir se volatiliser facilement. D'autre part, les quantités de mercure dans ces amalgames ne s'élevaient guère qu'à 70 p. 100 au maximum et il fallait éviter autant que possible la présence de 30 p. 100 d'un métal inutile dans ces préparations.

Après avoir écarté les amalgames des métaux alcalins en raison de leurs propriétés caustiques, il s'adressa à la série des métaux alcalino-terreux, faisant un choix parmi ceux facilement oxydables pour faciliter autant que possible la mise en liberté du mercure tout en prenant garde que l'hydratation ne s'opère pourtant trop vite. De plus, l'oxyde ou l'hydrate d'oxyde ne devait pas être caustique et le métal amalgamé ne devait entrer dans la préparation que dans une proportion aussi peu considérable que possible.

Parmi les métaux alcalino-terreux pouvant répondre à ces desiderata, il choisit le magnésium et l'aluminium comme étant les plus faciles à se procurer. En effet, leurs amalgames sont bien connus et se préparent en faisant agir l'amalgame de sodium sur les chlorures respectifs de ces métaux. L'amalgame d'aluminium peut s'obtenir encore en faisant agir le chlorure de mercure sur le métal. L'amalgame de magnésium se forme directement en chauffant le mercure avec le magnésium. L'obtention des amalgames par les chlorures et l'amalgame de sodium n'est pas pratiquement réalisable, la préparation est compliquée, coûteuse et donne un produit de composition inconstante. La méthode directe permet seule de faire réagir à chaud des quantités de mercure déterminées sur les métaux. Blomquist rencontra dans cette préparation d'assez grosses difficultés, l'aluminium s'amalgamait très mal de cette façon, l'amalgame de magnésium au contraire s'effectuait avec une telle violence qu'une grande partie du magnésium s'oxydait, par suite le produit obtenu n'avait pas une composition constante.

En étudiant d'une façon méthodique la production de ces amalgames, il découvrit que la présence d'hydrates alcalins favorisait notablement l'obtention de ces produits. Même en petite quantité, ces hydrates amorçaient pour ainsi dire par leur seule présence la réaction qui, non seulement se continuait sans violence pour l'amalgame de magnésium, mais encore avait l'avantage de rendre possible l'amalgamation directe de l'aluminium. Il interprète l'action de ces hydrates alcalins comme une réaction catalytique. Les amalgames de magnésium et d'aluminium ne se forment qu'à la température d'ébullition du mercure ; on voit donc que leur préparation est fort dangereuse pour la santé et qu'elle ne peut se faire qu'en grand avec toutes les précautions industrielles eu égard à la toxicité des vapeurs mercurielles.

Dans son travail, M. Blomquist motive le mélange des deux amalgames de magnésium et d'aluminium par ce fait qu'il a observé de la volatilisation plus facile du mercure du mélange que celle de chaque amalgame séparément, même lorsqu'il les avait mélangés après leur obtention.

Il incorpore ensuite ce mélange d'amalgames par trituration ménagée avec de la craie. L'aspect amorphe des amalgames se conserve avec cette manipulation. Il semble que chaque particule de craie est pour ainsi dire enveloppée par l'amalgame. Le mercure ne forme pas de gouttelettes sous l'influence des pressions, on n'en constate la formation qu'à la suite d'une trituration très prolongée.

Si l'on frotte un peu de mercuriol dans la main, on voit la poudre prendre une teinte de plus en plus noire et finalement apparaissent de petites gouttelettes de mercure. Le mercuriol, en effet, se décompose avec une grande facilité sous la triple influence de la chaleur, de l'air et de l'humidité. L'aluminium et le magnésium s'oxydent et le mercure est mis en liberté. La division déjà très fine du mercure est encore accentuée par ce fait que par oxydation et hydratation, ces corps occupent un volume plus grand. L'augmentation de volume de chaque particule d'amalgame oxydé empêche la confluence du mercure en gouttelettes. La surface de volatilisation du mercure se trouve donc encore augmentée au fur et à mesure que le processus d'oxydation progresse et la quantité des vapeurs mercurielles dégagées par le mercuriol augmente de jour en jour.

Le mercuriol expérimenté dans ces dernières années contient 40 0/0 de mercure, mais rien n'empêche en principe d'augmenter la teneur en mercure jusqu'à 80 0/0, si on le juge nécessaire pour l'efficacité du traitement.

Nous voyons donc qu'en définitive le mercuriol n'est qu'une préparation de mercure éteint par un procédé nouveau et original. Ces préparations ne manquaient pas dans l'ancienne pharmacopée et l'on a longtemps employé l'Ethiops calcaire (mercure avec la craie, mercure alcalisé, Ethiops alcalisatus s. cum creta), l'Ethiops magnésien (mercure avec la magnésie, mercurius alcalisatus s. cum magnesia) qui s'employaient pour l'usage externe, la pommade mercurielle (onguent mercuriel, liparolé de mercure, unguentum mercuriale s. hydrargyri, s. neapolitanum) et les différentes préparations dérivées de ce médica ment, l'Ethiops saccharin (sucre anthelmintique, sucre vermifuge, hydrargyrum saccharatum, saccharum mercurii vermifugum, oxydum hydrargyri saccharatum), le sucre mercuriel composé (saccharum mercuriale compositum) qui s'employaient à l'intérieur.

Les deux premières ont surtout une grande analogie avec le nercuriol. L'Ethiops calcaire était préparé de la façon suivante :

℞ Mercure, 3 parties
Craie préparée, 5 parties

Triturez jusqu'à parfaite extinction du métal.

Ou encore mieux :

℞ Mercure } aà 2 parties
Manne }
Craie préparée, 1 partie

Triturez le mercure avec la manne et un peu d'eau jusqu'à parfaite extinction, ajoutez un huitième de craie en triturant toujours. Quand le mélange est parfait, versez 60 parties d'eau sur la masse, laissez reposer quelque temps et décantez le liquide. Répétez encore deux fois le lavage ; mêlez le sédiment encore humide avec le reste de la craie, et faites sécher le tout sur du papier Joseph.

L'Ethiops magnésien avait la formule suivante.

℞ Mercure } aà 2 paries
Manne }
Craie préparée, 1 partie

Procédez comme pour le mercure avec la craie.

Dans ces deux préparations, faites avec la conscience des apothicaires antiques, on obtenait l'extinction parfaite du mercure. Seul, l'agent favorisant cette extinction différait d'avec le mercuriol.

En effet, ils employaient empiriquement la manne, corps qui au bout d'un certain temps agit comme un corps oxydable oxydant, favorisant par la production d'une petite quantité de sous-oxyde de mercure, l'extinction de la masse mercurielle. Il nous paraît étonnant que M. Blomquist ait été amené à rechercher une préparation meilleure que l'Ethiops magnésien et que l'Ethiops calcaire et que M. le professeur Welander ait obtenu des résultats peu satisfaisants avec ces médicaments.

Il est très probable que les préparations employées par ce praticien étaient des préparations commerciales et partant, inférieures à celles que fabriquaient précédemment les apothicaires.

En effet, l'extinction du mercure a toujours été réputée comme difficile et malséante à obtenir, mais le praticien des époques antérieures à la nôtre avait à cœur de donner à son client une préparation magistrale bien faite et apte à l'usage qu'on voulait en faire; il n'épargnait ni son temps ni sa peine et s'ingéniait à trouver des artifices propres à améliorer ces préparations. C'est ainsi qu'il savait qu'il fallait employer une manne vieille pour la préparation de l'Ethiops magnésien, que pour la fabrication de l'Æthiops saccharin, l'huile essentielle de tanaisie était indispensable, que pour la préparation de l'onguent mercuriel il était préférable d'employer une axonge légèrement rance, ou encore d'ajouter à une axonge récente une petite quantité d'onguent mercuriel ancien ou d'onguent styrax. Ces résultats empiriques qu'avait fournis une observation prolongée sont aujourd'hui confirmés par la science.

Dans un travail nouveau et très intéressant, M. Mansier a étudié l'extinction du mercure par les corps gras et la préparation de la pommade mercurielle. Il a montré que l'extinction du mercure, comme l'avaient constaté les anciens apothicaires, est facilitée par la consistance du corps pris comme intermédiaire et par l'ancienneté c'est-à-dire souvent par le commencement de rancissement du corps employé, ce qui fait voir que c'est dans les corps à acides gras qu'il faut choisir plus particulièrement l'adjuvant de l'extinction du mercure dans la préparation de la pommade mercurielle. Cette étude est beaucoup plus intéressante encore par les déductions qu'elle a permis de tirer sur l'extinction du mercure en général. M. Mansier nous montre en effet que c'est à l'action des éthers à acides gras qu'il faut attribuer cette facilité d'extinction du mercure. Tous les corps de cette catégorie n'agissent que par suite de la fixation d'oxygène probablement sur les acides gras volatils libres, et non pas comme on pouvait le supposer à priori à l'aide d'une oxydase. Les corps gras qui se trouvent dans les meilleures conditions pour produire l'extinction rapide du mercure continuent à agir après chauffage à 100°, ce qui détruirait l'oxydase supposée et n'ont plus d'action après un chauffage suffisamment prolongé à 150°, ce qui aurait pour résultat de chasser les acides gras volatils, ou tout au moins pourrait détruire un composé oxygéné instable. L'oxygène, ainsi fixé dans une combinaison temporaire, se retrouve souvent dans des circonstances semblables, on sait qu'il est capable d'oxyder le mercure et que c'est cet oxyde, comme l'avaient constaté depuis longtemps les apothicaires, qui facilite l'extinction du mercure restant.

Ce n'est pas une simple hypothèse; en se servant comme réactif de la fixation de l'oxygène du gaïac en poudre récente ou teinture et du sang ou mieux d'une solution de sulfate de cuivre au millième, on peut la déceler dans les composés à acides gras, dans la manne vieille, dans l'huile essentielle de tanaisie, toutes substances ayant servi avec succès à l'extinction du mercure.

Dans d'autres cas lorsqu'on emploie l'onguent styrax par exemple ou la teinture éthérée de benjoint l'agent oxydant capable de favoriser l'oxydation du mercure est la résine. Dans la préparation de l'Ethiops c'est la manne vieille qui contient également toujours une petite quantité de résine; enfin dans la préparation de l'Ethiops saccharin, c'est l'essence de tanaisie dont l'action oxydante est bien connue qui facilite la fabrication de la préparation galénique.

Nous voyons donc que dans tous ces cas, nous sommes en présence de mercure éteint, c'est-à-dire divisé à l'infini par suite de la formation d'une petite quantité de sous-oxyde de mercure, et que si ces préparations sont bien faites elles ont toute chance de rivaliser avec succès avec le mercuriol, qui, répétons-le, n'est autre que du mercure éteint par suite d'un artifice de préparation très élégant, mais aussi relativement assez compliqué. Si nous ajoutons à cela que, vu son procédé de fabrication, il ne peut et ne doit être préparé que dans une usine munie de tous les dispositifs hygiéniques modernes, tout le monde pensera avec nous qu'il vaut peut-être mieux employer les anciennes préparations à la condition d'être sûr du manipulateur qui les préparera. Elles auront du moins sur ce mercuriol l'avantage de pouvoir se conserver pendant un temps, sinon indéfini du moins relativement long, tandis que pour obtenir ce résultat avec le mercuriol, il faudra le tenir sinon à l'abri de la lumière, tout au moins à l'abri de l'air et de l'humidité.

Néanmoins, après ces remarques, il faut rendre justice à M. Blomquist. Bien préparé et bien conservé, ce médicament peut rendre quelques services, et son apparition parmi les nouvelles préparations mercurielles aura peut-être eu l'avantage de remettre en honneur une médication que les syphiliographes français pourraient peut-être appliquer un peu plus souvent à la place de la médication par la voie gastrique.

M. Blomquist, dans son mémoire, constate que le mercuriol n'est pas susceptible d'être employé pour l'usage interne, en raison de la décomposition de ce produit au contact de l'eau, avec formation abondante d'hydrogène. Il indique qu'il s'occupe de trouver une préparation analogue pouvant être absorbée à l'intérieur. Nous croyons la chose inopportune, étant donné que l'Ethiops magnésien, l'Ethiops calcaire, l'Ethiops saccharin, le miel mercuriel glycérhizé, la potion mercurielle de Plenk, l'onguent mercuriel et ses nombreux dérivés suffisent amplement à tous les besoins d'une pharmacologie qui meurt et d'une thérapeutique qui s'éteint.

CHAPITRE III

Le mercuriol a été employé par l'école de Stockholm, comme nous l'avons dit précédemment, enfermé dans un sachet que le malade porte sur la peau. L'idée du traitement par le *sachet* est due à M. le professeur Welander, qui l'a prise à Merget ; il l'a du reste assez heureusement modifiée.

Merget employait les flanelles mercurielles ; Welander, dans le principe, répandit de la pommade mercurielle sur une étoffe de coton ou de toile qu'il pliait de façon à former un sachet comme une taie d'oreiller. Grâce à cette méthode de traitement, il diminue considérablement le travail du personnel de l'hôpital et du service des bains. Dans sa clientèle privée, les malades pouvaient se soigner plus facilement tout seuls et enlever leur sachet dans certaines circonstances sans se compromettre.

Les dermatites elles-mêmes étaient plus rares. Les résultats thérapeutiques étaient bons, mais il y avait encore des inconvénients.

Quand on a répandu de la pommade tous les jours pendant quelque temps dans un sachet, celui-ci devient forcément sale et il est plus ou moins perméable à l'air. Au bout d'un certain temps il gêne donc la transpiration cutanée et la peau devient humide au-dessous de lui. Il essaya alors la préparation dite mercure avec craie, qui avait déjà été préconisée par Balzer dans le traitement de certaines syphilides. Il pouvait espérer, tout en conservant ces sachets, éviter par le moyen de cette poudre la gêne de la transpiration en conservant la perméabilité de l'étoffe. Au point de vue thérapeutique, les résultats furent bons, l'élimination du mercure se faisait normalement (preuve de son absorption) ; malheureusement le mercure avec craie répandait beaucoup de poussières, ce qui était désagréable pour la peau. C'est alors qu'il utilisa le mercuriol. Il y ajouta d'abord un peu de corps gras pour le rendre plus adhésif et diminuer la rapidité de son processus d'oxydation. La poudre était alors versée dans des sachets faits avec une étoffe de coton dont la face interne était tomenteuse. Le mercuriol s'imprègne dans cette étoffe, si bien qu'en secouant le sachet sur un tamis quelques jours après, on ne détache que 10 à 15 grammes de mercuriol sur 200 qu'il en contenait primitivement.

L'école de Stockholm emploie habituellement le mercuriol de la façon suivante : Les cinq ou dix premiers jours de traitement on répand chaque jour cinq grammes de mercuriol dans le sachet ; puis jusqu'à la fin de la cure, cinq grammes tous les deux jours. La cure dure en moyenne de trente à quarante jours. Le même sachet peut servir sans être changé pendant toute la durée du traitement, ce qui ne serait effectivement pas possible avec l'emploi des pommades.

Il est évident que pour la clientèle privée c'est un traitement commode, facile à suivre et peu assujettissant. Il présente en effet un avantage notable sur les sachets à pommade mercurielle. Mais il nous semble que l'Ethiops magnésien et l'Ethiops calcaire même, mélangés à une petite quantité de corps gras, comme M. Blomquist le fait pour le mercuriol, rempliraient le même but sans trop de désavantage.

Ces corps ont été peu employés pour l'usage externe sauf dans le traitement local de certaines syphilides, mais pendant longtemps ont été prescrits à l'intérieur. On retrouve cependant la trace de leur emploi pour l'usage externe dans Astruc qui en dit un mot élogieux.

CHAPITRE IV

Si l'on recherche comment et pourquoi l École de Stockholm emploie le mercuriol, on n'est pas sans remarquer qu'elle l'utilise au même titre que les autres préparations à base de mercure éteint.

Par suite de la chaleur de la peau et de l'humidité qui se produit à sa surface, les amalgames de mercure sont décomposés et le mercure mis en liberté se trouve dans un état identique à celui dans lequel il est dans l'Ethiops magnésien et dans l'Ethiops à la craie, il émet des vapeurs en quantité plus ou moins considérable, vapeurs qui sont absorbées par les voies respiratoires et de là passent dans le sang à travers l'épithélium pulmonaire.

Cette méthode du *sachet* n'est en définitive ni une friction, ni une fumigation ; mais elle participe des deux méthodes et agit exactement comme elles. Ces deux méthodes furent les premières employées dans le traitement de la syphilis. L'école arabe avec Geber, Mesué, Rhazès, commença à employer les pommades mercurielles, Vidus Vidius et son école employait les fumigations, et ce ne fut que bien après, sous l'influence de médecins allemands, que Jean de Vigo préconisa le mercure à l'intérieur.

Les fumigations déjà blâmées par Paracelse furent remises en honneur par Turner et Lalouette et beaucoup plus récemment (1831) par Werneck.

Malheureusement leur emploi n'est pas pratique. Les vapeurs de mercure à haute température paraissent avoir une action très nocive sur l'organisme et s'absorber avec une extrême facilité sans qu'il soit possible de modérer et de contrôler cette absorption A la suite des expériences d'Overbeck, d'Eulemberg, de Gubler, de Nothnagel et Rossbach, de Rabuteau, de Fürbringer, etc., il parait à peu près certain que les vapeurs de mercure s'absorbent surtout par la voie pulmonaire et très peu par la peau.

Les frictions avec les pommades mercurielles peuvent être considérées, si l'on s'en tient à la friction simple sans ulcération de la peau et sans lésions superficielles, comme une espèce de fumigation mitigée. Les particules de mercure divisé sont dans un état très propre à se volatiliser à une température peu élevée et entretiennent autour du malade une atmosphère pour ainsi dire saturée de vapeurs mercurielles, comme l'a constaté Merget. Jusqu'à ces dernières années, l'absorption du mercure par la peau intacte a été tour à tour acceptée et rejetée. Cependant cette question parait être vidée en principe du moins à la suite des belles expériences de Fürbringer et de Mergeret. Pour celui-là, le cheminement mécanique des globules de mercure à travers l'épiderme intact et le chorion n'est pas possible. Mais d'un autre côté, il y a pénétration des globules dans les follicules pileux et les canaux excréteurs des glandes sébacées. Il se forme également un enduit mercuriel à la surface épidermique, mais jamais on n'a pu constater la présence du mercure dans le tissu cellulaire sous-cutané, sous-jacent à la surface frottée; le mercure émet des vapeurs qui diffusent dans l'air, mais jamais dans l'intérieur de l'organisme.

Merget a répété ces expériences avec ses flanelles mercurisées. Il a constaté l'absorption du mercure en vapeur par la voie pulmonaire, son élimination par l'urine, sans avoir jamais pu déceler une seule granulation mercurielle à l'intérieur du tissu conjonctif sous-cutané; et l'on peut conclure que les frictions, les applications de flanelles mercurielles, les sachets remplis de poudres mercurielles, comme du reste le prouve un grand nombre d'expériences, en particulier celles de Müller, Rémond, et Merget, ne fournissent du mercure à l'économie qu'à l'état de vapeurs, et l'absorption de ces vapeurs a lieu exclusivement par la voie pulmonaire. Selon toute probabilité, déposées en fines gouttelettes à la surface de la muqueuse épithéliale pulmonaire, elles la traversent mécaniquement, pénètrent dans le liquide sanguin, puis de là dans toutes les parties de l'organisme sans que le mercure dans ces différentes migrations, paraisse perdre son état métallique.

D'après Merget, les effets physiologiques qui se produisent par l'introduction du mercure dans l'organisme doivent être attribués à l'action du métal lui-même, et rien ne justifie l'existence de composés albumineux solubles ni le rôle actif qu'on leur a prêté, car en définitive aucune preuve de leur présence soit dans le sang soit dans un milieu quelconque de l'économie n'a encore été fournie.

Le mercure, quelle que soit la forme sous laquelle il est ingéré, après avoir séjourné pendant un temps plus ou moins lo.g dans l'économie est en grande partie éliminé par l'urine. C'est en surveillant l'élimination par cet émonctoire que l'on peut se rendre compte de la quantité plus ou moins grande qui est absorbée et utilisée dans l'économie.

Etant donné la variabilité excessive de la gravité des accidents syphilitiques on ne peut guère en effet se baser sur les résultats thérapeutiques pour juger de la plus ou moins grande absorption du mercure dans l'économie. D'autre part les accidents toxiques qui peuvent se produire après l'administration du mercure par une voie quelconque ne sont aucunement en rapport avec la quantité de mercure qui s'y trouve. Ils dépendent beaucoup plus du tempérament de l'individu et de sa susceptibilité vis-à-vis de ce médicament et de la manière plus ou moins rationelle d'administrer le mercure.

L'élimination urinaire est donc seule capable de nous donner des indications précises sur la quantité de mercure contenu dans l'économie. Malheureusement la recherche du mercure dans l'urine est une chose assez délicate, et malgré que les méthodes électrolytiques de dosage nous aient déjà facilité la besogne, cette recherche n'est pas à la portée des praticiens, et reste plutôt une méthode de laboratoire.

M. Ahman et le professeur Welander en se servant de la méthode d'Almesn-Schillberg nous ont fourni au sujet de l'élimination du mercure, après usage de ce médicament, des documents assez précis. Cette méthode par précipitation du mercure à l'état métallique après réduction se montre jusqu'à un certain point apte à rester dans le domaine de la clinique. Les résultats que nous fournit M. Ahman ne peuvent nous mettre à même de nous rendre un compte exact de l'élimination vraie du mercure, mais seulement une indication. Cependant il nous affirme que l'élimination du mercure à la suite du traitement par le mercuriol, est inférieure dans les quinze premiers jours du traitement à celle provoquée chez les syphilitiques à la suite d'injections hypodermiques d'acétothymolate de mercure. Par contre elle est supérieure à celle provoquée par les frictions mercurielles et même à celle produite à la suite de l'application d'un sachet rempli de pommade. Sans vouloir infirmer les résultats d'Ahman il nous semble, étant donné la mercurialisation rapide que l'on peut obtenir avec les frictions, qu'elles doivent être considérées jusqu'à nouvel ordre comme le meilleur moyen d'absorption du mercure. Vers la fin de la cure, après trente à quarante jours de traitement, l'élimination se fait avec abondance. Cette élimination du mercure continue après la cessation du traitement. Enfin, après un traitement intensif, il a pu constater la présence du mercure dans l'urine, pendant une période de quatre mois.

Nous voyons donc que le mercuriol est introduit dans l'organisme par la voie pulmonaire et que, vu son élimination telle que nous venons de la constater, son action thérapeutique peut être assez efficace.

En effet, M. Ahman, dépouillant la statistique du professeur Welander à l'hôpital de Saint-Gœran, nous fait part des résultats suivants qu'il a recueillis dans la nombreuse collection d'observations cliniques.

Dans tous les cas étudiés il s'agissait de malades qui n'avaient jamais été traités par une autre préparation mercurielle ou qui ne l'avaient été que depuis très longtemps. Parmi ces observations, une cinquantaine concernaient des syphilis récentes avec chancre, ganglions, et quelquefois des symptômes généraux, comme la roséole, l'érythème papuleux, les plaques muqueuses.

Dans trois cas les malades quittèrent l'hôpital trop tôt

Dans tous les autres cas, les symptômes ont cédé très vite au traitement. Autant que possible, on a évité tout traitement local pour rendre les résultats plus probants. Dans plusieurs cas, le mercuriol a été employé en application locale contre le chancre ulcéré; contre les plaques muqueuses, on ne s'est servi que de crayon de nitrate d'argent.

Ahman relate une série de syphilis récentes chez

lesquelles les premières manifestations générales consistaient en syphilides papuleuses et papulo-pustuleuses. Cette série comprend 11 cas, dont 2 de syphilides papulo-miliaires, 4 de syphilides papulo-lenticulaires, 2 de syphilides papulo-nummulaires et 2 de syphilides papulo-pustuleuses.

L'efficacité du traitement a été manifeste dans tous les cas. La nature maligne de ces manifestations s'est pourtant montrée par la tendance aux récidives. Deux cas de syphilides papulo-miliaires, récidivèrent pendant le traitement ainsi qu'un cas de syphilides papulo-lenticulaires. Tous sortaient cependant de l'hôpital sans symptômes. L'un des malades qui avait eu des syphilides à grosses papules était guéri à la fin du traitement et n'a plus été revu. L'autre à la fin du traitement était également guéri ; mais il eut, deux semaines après, une récidive avec une syphilide locale à petites papules. Il fut de nouveau traité, mais quitta l'hôpital trop tôt sans être complètement débarrassé de ses lésions cutanées.

Les deux malades avaient eu des syphilides papulo-pustuleuses sortirent de l'hôpital guéris. L'un revint après six semaines avec des plaques muqueuses qui cédèrent à un nouveau traitement. Vu la nature maligne de ces cas, Ahman considère ces résultats comme très satisfaisants.

Dans la série des cas étudiés, il signale dix cas avec des plaques muqueuses comme toute manifestation. Tous sortirent guéris, mais comme un traitement local était intervenu, Ahman ne les considère pas comme démonstratifs.

Trois malades qui présentaient des syphilides pustulo-ulcéreuses, deux cas d'echtyma à la période secondaire et un cas de rupia plusieurs années après l'infection sortirent également guéris sans aucun traitement local. Un cas avec papules groupées, dans la période de transition entre la période secondaire et la période tertiaire, fut guéri quoique lentement.

Parmi les formes tertiaires, il signale quatre cas de gommes, deux cas de périostites, deux cas de sarcocèles. Dans tous ces cas, il a été donné simultanément de l'iodure de potassium. Tous sont sortis guéris.

Le mercuriol a été employé encore dans quelques cas de tabes et de paralysie générale, sans grand succès d'ailleurs ; ce qui ne peut infirmer la valeur de la préparation, vu le pronostic toujours mauvais de ces cas.

Plusieurs femmes syphilitiques enceintes et des enfants hérédo-syphilitiques ont également été traités par le mercuriol avec des résultats satisfaisants. Mais ces cas n'ont pas été suffisamment étudiés pour se prêter à une critique de la méthode.

M. Ahman ajoute que, comme dans n'importe quel traitement mercuriel, des effets toxiques peuvent également se produire avec le mercuriol. Ces effets toxiques ne sont pas en rapport avec la quantité de mercure absorbé. Ils se montrent au contraire avec une grande irrégularité, surtout la stomatite mercurielle.

M. Ahman a observé quatre cas de stomatites dont trois légères. Dans un de ces cas, il s'agissait d'un homme de 19 ans, ouvrier aux téléphones, qui fut traité pendant un mois et qui a quitté l'hôpital guéri. Il revint une semaine après avec une stomatite ulcéreuse.

Les effets toxiques du mercuriol se montrent avec plus de régularité sur les reins. A la suite de cures intensives (quarante jours) il constata souvent dans l'urine des cylindres et des traces d'albumine; des symptômes graves d'intoxication mercurielle par le mercuriol ne furent jamais constatés par M. Ahman.

Sur la peau, le mercuriol exerce une action très peu irritante. Dans deux cas seulement, il a été observé un léger érythème. Plusieurs fois, des personnes atteintes d'eczéma aigu, ont été traitées avec succès par le mercuriol.

Sous le sachet, la peau n'est pas humide, et si parfois, un peu de mercuriol arrive au contact direct de la peau, il n'en résulte aucune sensation désagréable.

Nous voyons donc qu'en définitive la médication mercurielle par le mercuriol a donné des résultats satisfaisants à l'école de Stockholm. Dans les cas de syphilis maligne que rapporte M. le professeur Welander, il paraît avoir été employé avec succès. Malheureusement il nous paraît difficile de pouvoir apprécier ce médicament comparativement avec les autres préparations mercurielles employées d'une manière analogue. Du reste étant donné son usage forcément restreint, cette question n'a qu'une importance secondaire, et nous pouvons dire que, s'il nous paraît être un bon médicament, ce n'est pas tant à son efficacité thérapeutique qu'il devra son emploi qu'à la méthode simple, discrète et pratique qu'il utilise aux lieu et place des préparations anciennes et des pommades.

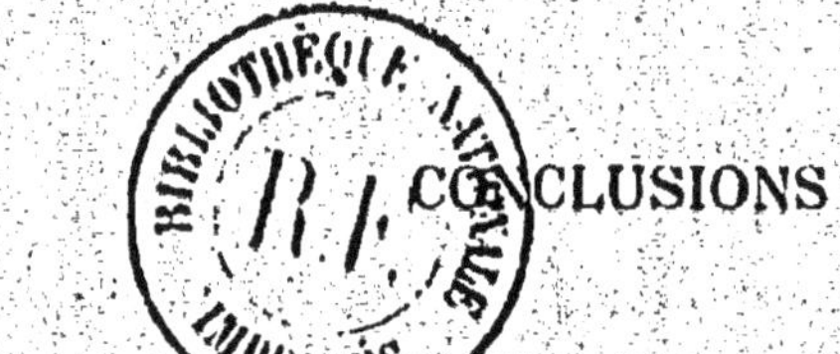

CONCLUSIONS

Le mercuriol (amalgame d'aluminium et de magnésium dans de la craie) est une nouvelle préparation mercurielle qui contient le mercure à l'état de division extrême.

Les anciennes préparations connues sous le nom d'Ethiops calcaire, d'Ethiops magnésien peuvent être considérées comme étant du mercuriol obtenu par un autre moyen.

Ces divers médicaments mis en contact avec la peau par l'intermédiaire d'un sachet émettent des vapeurs mercurielles qui sont absorbées par la voie pulmonaire.

Les résultats thérapeutiques paraissent satisfaisants; mais il ne paraît y avoir aucun avantage à employer le mercuriol de préférence à l'Ethiops magnésien et à l'Ethiops calcaire de l'ancienne pharmacopée.

BIBLIOGRAPHIE

Ahman. — Ueber die Behandlung von Syphilis mit Mercuriol. (*Archiv. f. Dermatologie und Syphilis*, 1889, t. XLVIII, p. 15.)

Astruc. — De morbis venereis. (Paris, 1738).

Blomquist. — Ein neues Quecksilberpreparat. aus metallischen nach einen neuen Methode sein vertheilten Quecksilber. (*Arch f. Dermatologie und Syphilis*, 1899, t. XLVIII, p. 1.)

Codex, pharmacopée française, 1837.

Conspectus des pharmacopus (Paris, 1840).

Fournier. — Trait. de la syphilis.

Furbringer. — Wirschow's. Archiw, 1882. II. 3, p. 491-507.

Gmelin et Murray. — Apparatus medicaminum tam simplicium quam preparatorum et compositorum. (Gœttinge, 1776-1796, 8 vol. in-8°.)

Guibourt. — Pharmacopée raisonnée (Paris, 1834, 2 vol. in-8°.)

Hallopeau. — Du mercure.

Lemery (Nicolas). — Pharmacopée universelle (Paris, 1761).

Mansier. — *Journ. de Pharm. et de Chimie*, 1899, p. 183.

Mathiole. — Comment. in lib. Dioscor.

MÉRAT et DELENS. — Dict. de matière médicale.
MERGET. — *Thèse*, Bordeaux, 1888.
OVERBECK. — Mercur. and syphilis (Berlin, 1861).
[illegible]. — De re medica (Lib. VIII, cap. 42, p. 203).
TROUSSEAU et PIDOUX. — Traité de thérapeutique.
WELANDER. — *Nord. med. Archiv.* (1896, t. XVIII).
— Ueber die Behandlung von Syphilis mittelst Ueberstrischen-nicht Einreibens, mit mercurial salbe (*Arch. f. Derm. und syph.*, 1893, H. 1).
— Ueber eine Einfache therapeutisch Kræftige Methode der Anvendung von Unguentum Hydrargyri (*Arch. f. Dermat. und syph.*, 1897, t. XL).

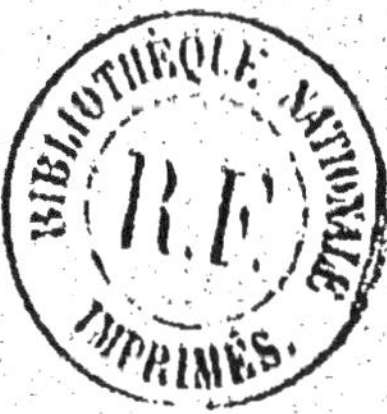

IMPRIMERIE F. DEVERDUN, BUZANÇAIS (INDRE).

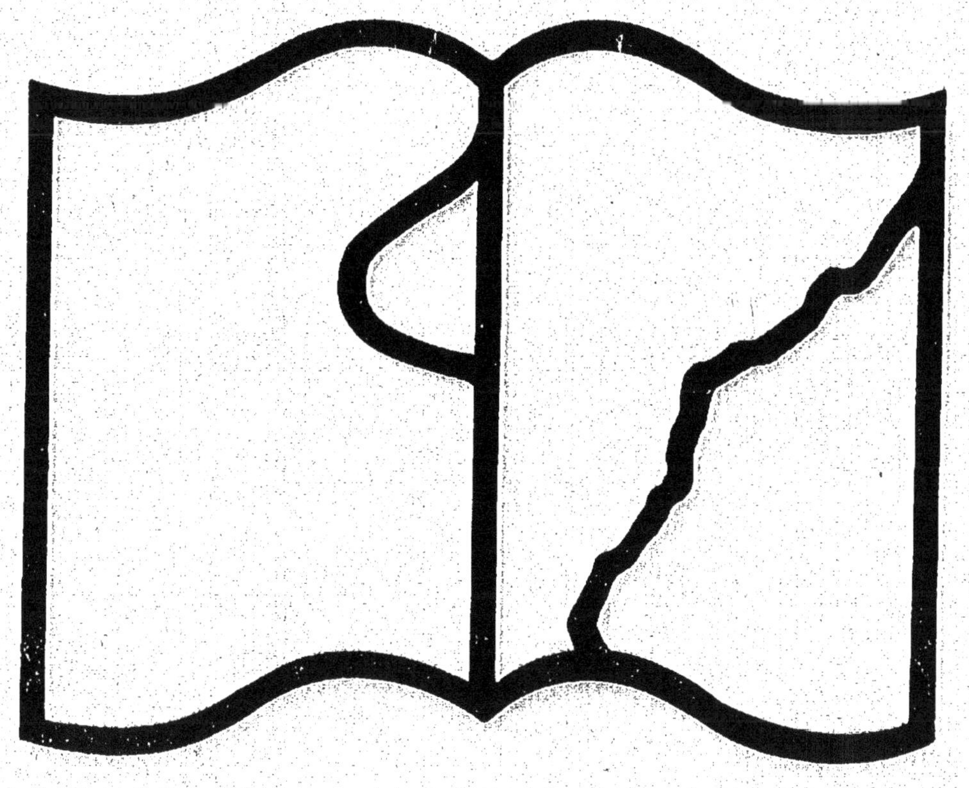

Texte détérioré — reliure défectueuse

NF Z 43-120-11

www.ingramcontent.com/pod-product-compliance
Ingram Content Group UK Ltd.
Pitfield, Milton Keynes, MK11 3LW, UK
UKHW021119230726
13926UKWH00002B/562

9 782016 200667